Cucina Mediterranea Estiva con la Friggitrice ad Aria

Ricette semplici e leggere per tutti i gusti

Introduzione

La friggitrice ad aria è un elettrodomestico innovativo che permette di cucinare in modo più salutare, utilizzando una quantità minima di olio. Grazie alla tecnologia ad aria calda circolante, è possibile ottenere piatti croccanti e deliziosi con meno grassi. Questo libretto è dedicato a chi desidera godersi i sapori estivi della cucina mediterranea, mantenendo un'alimentazione leggera e sana. Le ricette che troverai sono semplici da preparare, ideali per pranzi e cene veloci ma gustosi.

Buona preparazione e buon appetito!

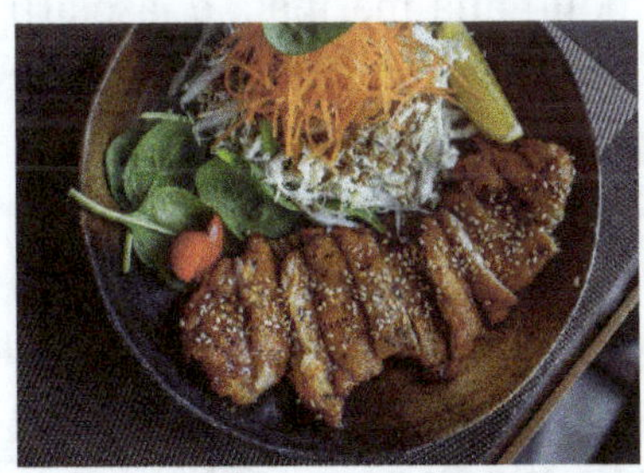

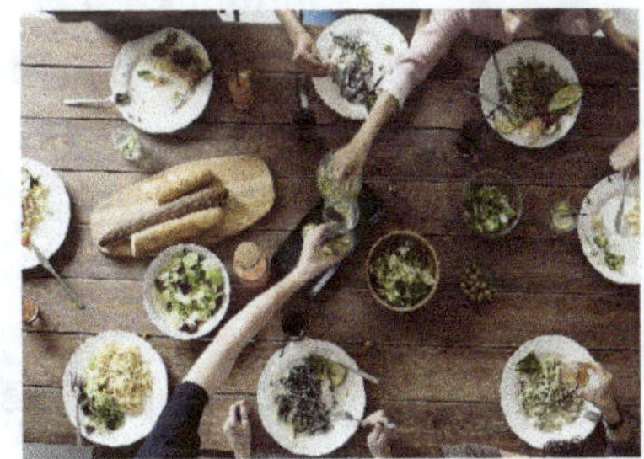

Ricette

1. Insalata di Pollo alla Mediterranea

Componenti e tipo: Secondo piatto

Ingredienti:

- 2 petti di pollo
- 1 cucchiaio di olio d'oliva
- Succo di 1 limone
- 1 cucchiaino di origano secco
- Sale e pepe q.b.
- 1 cetriolo
- 10 pomodorini ciliegia
- 1 cipolla rossa
- 100g di olive nere
- 50g di feta

Preparazione:

1. **Marinatura del pollo:**

   - In una ciotola, mescolare l'olio d'oliva, il succo di limone, l'origano, il sale e il pepe.
   - Aggiungere i petti di pollo alla marinata e lasciarli marinare coperti in frigorifero per almeno 30 minuti.

2. **Cottura del pollo:**

   - Pre-riscaldare la friggitrice ad aria a 180°C.
   - Posizionare i petti di pollo marinati nel cestello della friggitrice ad aria e cuocere per 15-18 minuti,

girandoli a metà cottura, fino a quando sono dorati e cotti attraverso.

3. **Preparazione dell'insalata:**

   - Nel frattempo, preparare le verdure dell'insalata.
   - Tagliare il cetriolo a fette sottili, i pomodorini ciliegia a metà, e la cipolla rossa a fette sottili.
   - Mettere le verdure tagliate in una ciotola grande insieme alle olive nere.

4. **Completare l'insalata:**

   - Una volta cotto, tagliare i petti di pollo a strisce o cubetti e aggiungerli alla ciotola con le verdure.
   - Sbriciolare la feta sopra l'insalata.

5. **Condimento finale:**

   - Mescolare delicatamente tutti gli ingredienti dell'insalata per distribuire uniformemente il condimento e il pollo.

Apporto calorico: Circa 350 kcal per porzione, considerando le quantità degli ingredienti e la modalità di preparazione.

Vantaggi:

- **Bilancio nutrizionale:** Questa insalata è ricca di proteine grazie al pollo, e contiene verdure fresche come cetriolo, pomodorini, cipolla rossa e olive nere, che apportano fibre e vitamine.

- **Gusto mediterraneo:** Il condimento con limone e origano dona un sapore fresco e mediterraneo all'insalata, completato dalla feta che aggiunge una nota cremosa e salata.

- **Cottura con friggitrice ad aria:** Utilizzare la friggitrice ad aria per cuocere il pollo garantisce una cottura croccante all'esterno mantenendo il pollo succoso all'interno, senza il bisogno di eccesso di olio, rendendo il piatto più leggero e salutare.

Questa Insalata di Pollo alla Mediterranea è un'ottima scelta per un pasto completo, leggero e nutriente, perfetto per una cena estiva o un pranzo fresco e saporito.

---

2. Verdure Grigliate Miste

Componenti e tipo: Contorno

Ingredienti:

- 1 peperone rosso
- 1 zucchina
- 1 melanzana
- 1 cipolla rossa
- 2 cucchiai di olio d'oliva
- Sale e pepe q.b.
- Erbe aromatiche (timo, rosmarino)

Preparazione:

1. **Preparazione delle verdure:**
   - Tagliare il peperone rosso, la zucchina, la melanzana e la cipolla rossa a fette uniformi.

Assicurarsi che siano tagliate abbastanza spesse da resistere alla cottura senza spezzarsi.

2. **Condimento delle verdure:**

- Disporre le fette di verdure in una ciotola capiente.
- Aggiungere l'olio d'oliva, il sale, il pepe e le erbe aromatiche (come il timo e il rosmarino) fresche o secche. Mescolare bene per distribuire uniformemente il condimento su tutte le verdure.

3. **Cottura nella friggitrice ad aria:**

- Pre-riscaldare la friggitrice ad aria a 200°C, assicurandosi che sia ben calda prima di aggiungere le verdure.
- Distribuire le verdure condite in un singolo strato nel cestello della friggitrice ad aria. Evitare sovrapposizioni per garantire una cottura uniforme.

4. **Cottura delle verdure:**

- Cuocere le verdure a 200°C per circa 15-20 minuti, mescolando a metà cottura per assicurarsi che si griglino uniformemente su entrambi i lati.
- La durata esatta di cottura può variare in base alla potenza della friggitrice e alla dimensione delle verdure tagliate. Le verdure dovrebbero risultare tenere e leggermente dorati quando sono pronte.

5. **Servire:**

- Trasferire le verdure grigliate in un piatto da portata.
- Eventualmente, aggiustare di sale e pepe secondo il gusto personale.

Apporto calorico: Circa 120 kcal per porzione, considerando le quantità degli ingredienti e la cottura nella friggitrice ad aria.

Vantaggi:

- **Salute e leggerezza:** Le verdure grigliate sono una scelta salutare, ricca di fibre, vitamine e antiossidanti. La cottura nella friggitrice ad aria permette di ottenere una consistenza croccante e una grigliatura perfetta con un utilizzo ridotto di olio, mantenendo basso l'apporto calorico complessivo.

- **Semplicità e praticità:** Questa ricetta è semplice da preparare e adatta a diverse occasioni. Le verdure grigliate possono essere servite come contorno versatile, accompagnando piatti di carne, pesce o come parte di un pasto vegetariano.

Le Verdure Grigliate sono un contorno colorato e saporito, perfetto per arricchire il tuo pasto con gusto e nutrienti essenziali, mantenendo una preparazione leggera e salutare.

----

3. Gamberetti al Limone e Aglio

Componenti e tipo: Antipasto

Ingredienti:

- 300g di gamberetti sgusciati
- 2 cucchiai di olio d'oliva

- 2 spicchi d'aglio tritati
- Succo di 1 limone
- Prezzemolo fresco tritato
- Sale e pepe q.b.

Preparazione:

1. **Marinatura dei gamberetti:**

   - In una ciotola, marinare i gamberetti con olio d'oliva, aglio tritato, succo di limone, sale e pepe. Mescolare bene per assicurarsi che i gamberetti siano uniformemente ricoperti. Lasciar marinare per almeno 15 minuti per permettere ai sapori di amalgamarsi.

2. **Preparazione e cottura:**

   - Pre-riscaldare la friggitrice ad aria a 180°C per alcuni minuti.
   - Trasferire i gamberetti marinati nel cestello della friggitrice ad aria, distribuendoli in modo uniforme.

3. **Cottura dei gamberetti:**

   - Cuocere i gamberetti a 180°C per circa 8-10 minuti. È consigliabile mescolarli a metà cottura per garantire una doratura uniforme e una cottura ottimale.

4. **Servire:**

   - Una volta cotti, trasferire i gamberetti in un piatto da portata.
   - Spolverare con prezzemolo fresco tritato per aggiungere freschezza e aroma.

Apporto calorico: Circa 150 kcal per porzione, considerando le quantità degli ingredienti e la cottura nella friggitrice ad aria.

Vantaggi:

- **Salute e nutrizione:** I gamberetti sono ricchi di proteine di alta qualità e sono una fonte eccellente di omega-3, importanti per la salute cardiaca e generale.

- **Leggerezza e gusto:** Questa ricetta utilizza la friggitrice ad aria, riducendo significativamente l'uso di olio rispetto alla tradizionale frittura. Ciò consente di mantenere la leggerezza del piatto senza compromettere il gusto e la croccantezza dei gamberetti.

- **Velocità di preparazione:** Con una marinatura di soli 15 minuti e una cottura rapida nella friggitrice ad aria, questa ricetta è ideale per chi cerca un antipasto veloce e gustoso da preparare in poco tempo.

I Gamberetti al Limone e Aglio sono perfetti per iniziare un pasto con un tocco di freschezza e gusto marino, rappresentando un'opzione salutare e appetitosa per ogni occasione

----

4. Melanzane alla Parmigiana Leggera

Componenti e tipo: Secondo piatto o Contorno

Ingredienti:

- 2 melanzane medie
- Sale grosso
- 200g di mozzarella fresca
- 50g di parmigiano grattugiato
- 500ml di passata di pomodoro
- Olio d'oliva extravergine
- Basilico fresco
- Sale e pepe q.b.

Preparazione:

1. Tagliare le melanzane a fette di circa mezzo centimetro di spessore e cospargerle uniformemente con del sale grosso. Lasciare riposare le fette di melanzana per circa 20 minuti su un tagliere inclinato, in modo che l'acqua in eccesso possa drenare.

2. Sciacquare le fette di melanzana sotto acqua fredda per rimuovere il sale e asciugarle accuratamente con della carta assorbente.

3. Preparare la friggitrice ad aria, preriscaldandola a 180°C.

4. Spennellare leggermente le fette di melanzana con olio d'oliva su entrambi i lati e cuocerle nella friggitrice ad aria fino a quando sono morbide e leggermente dorati, girandole a metà cottura.

5. In una teglia da forno, alternare strati di melanzane grigliate, mozzarella a fette, passata di pomodoro, parmigiano grattugiato, basilico fresco, sale e pepe.

6. Terminare con un ultimo strato di parmigiano grattugiato e basilico fresco.

7. Cuocere in forno a 180°C per circa 20-25 minuti, o fino a quando il formaggio è completamente fuso e dorato.

8. Servire le Melanzane alla Parmigiana Leggera calde, accompagnate da una fresca insalata verde.

Apporto calorico: circa 220 kcal per porzione

Vantaggi: Questa ricetta di Melanzane alla Parmigiana Leggera preparata con la friggitrice ad aria offre diversi vantaggi:

- **Leggerezza**: Rispetto alla versione tradizionale fritta, le melanzane grigliate nella friggitrice ad aria richiedono meno olio, rendendo il piatto più leggero e salutare.

- **Sapore autentico**: La grigliatura delle melanzane mantiene il loro sapore autentico, arricchito dal formaggio fuso e dalla passata di pomodoro.

- **Praticità**: La preparazione in friggitrice ad aria è più veloce e pulita rispetto alla frittura tradizionale, rendendo questa ricetta ideale per una cena saporita e veloce.

---

5. Calamari Croccanti

Componenti e tipo: Antipasto

Ingredienti:

- 300g di anelli di calamari
- 1 uovo
- 50g di pangrattato integrale

- 1 cucchiaio di farina di mais
- Sale e pepe q.b.
- Succo di limone per servire

Preparazione:

1. **Preparazione degli ingredienti:**

   - Pre-riscaldare la friggitrice ad aria a 200°C.

2. **Panatura dei calamari:**

   - In una ciotola, sbattere l'uovo.
   - In un'altra ciotola, mescolare il pangrattato integrale, la farina di mais, il sale e il pepe.

3. **Panatura e cottura:**

   - Passare gli anelli di calamari prima nell'uovo sbattuto, in modo che siano ben ricoperti.
   - Successivamente, passare gli anelli di calamari nella miscela di pangrattato e farina di mais, premendo delicatamente per far aderire la panatura.

4. **Cottura:**

   - Disporre i calamari panati nel cestello della friggitrice ad aria, assicurandosi che siano distribuiti uniformemente.
   - Cuocere i calamari a 200°C per circa 10-12 minuti, o fino a quando risultano dorati e croccanti. È consigliabile controllarli a metà cottura e girarli delicatamente per una cottura uniforme.

5. **Servire:**

   - Una volta pronti, trasferire i calamari croccanti su un piatto da portata.

- Servire caldi, accompagnati con spicchi di limone per spruzzare il succo fresco sui calamari prima di gustarli.

Apporto calorico: Circa 180 kcal per porzione, considerando le quantità degli ingredienti e la cottura nella friggitrice ad aria.

Vantaggi:

- **Croccantezza e gusto:** I calamari panati e cotti nella friggitrice ad aria risultano croccanti e gustosi, senza la necessità di immergerli in olio abbondante come avviene nella frittura tradizionale. Questo non solo riduce l'apporto calorico complessivo, ma permette di mantenere la leggerezza del piatto.

- **Salute e praticità:** La friggitrice ad aria è un metodo di cottura più salutare rispetto alla frittura profonda, in quanto richiede meno olio e mantiene intatti i sapori e le proprietà nutritive degli alimenti.

- **Presentazione invitante:** I calamari croccanti sono un antipasto ideale per essere serviti durante un aperitivo o come parte di un pasto leggero. Il succo di limone aggiunge un tocco di freschezza e contrasta piacevolmente con la croccantezza dei calamari.

I calamari croccanti sono una scelta perfetta per chi desidera gustare un antipasto appetitoso e croccante, senza compromettere la leggerezza e la salute della dieta.

6. Bruschette con Pomodoro e Basilico

Componenti e tipo: Antipasto

Ingredienti:

- 4 fette di pane integrale
- 2 pomodori maturi
- 1 spicchio d'aglio
- Basilico fresco
- 2 cucchiai di olio d'oliva
- Sale e pepe q.b.

Preparazione:

1. **Preparazione del pane:**

    - Preriscaldare la friggitrice ad aria a 180°C.
    - Tostare le fette di pane integrale nella friggitrice ad aria per circa 3-4 minuti, o fino a quando sono croccanti e leggermente dorati.

2. **Preparazione del condimento:**

    - Strofinare lo spicchio d'aglio su entrambi i lati delle fette di pane tostate. Questo darà un sapore leggero ma caratteristico di aglio al pane.

3. **Preparazione del pomodoro e basilico:**

    - Tagliare i pomodori a cubetti e trasferirli in una ciotola.
    - Aggiungere il basilico fresco tritato, l'olio d'oliva, il sale e il pepe. Mescolare bene in modo che tutti gli ingredienti si amalgamino.

4. **Assemblaggio delle bruschette:**

- Distribuire uniformemente il condimento di pomodoro e basilico sulle fette di pane tostate.

5. **Servire:**

- Disporre le bruschette su un piatto da portata e servire immediatamente, mentre il pane è ancora croccante e il condimento fresco.

Apporto calorico: Circa 150 kcal per porzione, considerando le quantità degli ingredienti e la cottura nella friggitrice ad aria.

Vantaggi:

- **Leggerezza e freschezza:** Le bruschette con pomodoro e basilico sono un antipasto fresco e leggero, perfetto per iniziare un pasto estivo o come spuntino salutare.

- **Semplicità e gusto:** Il pane croccante integrale si sposa perfettamente con il condimento fresco di pomodoro, basilico, olio d'oliva e aglio, creando un contrasto di consistenze e sapori che soddisfa il palato senza appesantire.

- **Ricco di nutrienti:** Il basilico aggiunge un tocco di freschezza e offre benefici antiossidanti, mentre il pomodoro fornisce vitamine essenziali come la vitamina C e licopene, noto per le sue proprietà antiossidanti.

Le bruschette con pomodoro e basilico sono ideali da servire come antipasto in una cena informale o come parte di un buffet estivo. La preparazione nella friggitrice ad aria mantiene il piatto leggero e salutare, evitando l'eccesso di olio delle fritture tradizionali

7. Polpette di Zucchine e Ricotta

Componenti e tipo: Secondo piatto

Ingredienti:

- 2 zucchine
- 150g di ricotta
- 1 uovo
- 50g di parmigiano grattugiato
- 50g di pangrattato
- Sale e pepe q.b.

Preparazione:

1. **Preparazione delle zucchine:**

   - Grattugiare le zucchine e strizzarle bene per rimuovere l'acqua in eccesso. Questo passaggio è importante per evitare che le polpette diventino troppo umide durante la cottura.

2. **Preparazione del composto:**

   - In una ciotola grande, mescolare le zucchine grattugiate con la ricotta, l'uovo, il parmigiano grattugiato, il pangrattato, sale e pepe. Assicurarsi che tutti gli ingredienti siano ben incorporati per formare un composto omogeneo.

3. **Formazione delle polpette:**

- Prendere delle porzioni di composto e formare delle polpette rotonde, della dimensione desiderata, usando le mani. Se il composto risulta troppo appiccicoso, è possibile aggiungere un po' di pangrattato in più.

4. **Cottura nella friggitrice ad aria:**

   - Preriscaldare la friggitrice ad aria a 180°C.
   - Disporre le polpette nel cestello della friggitrice ad aria, assicurandosi di non sovrapporle per una cottura uniforme.
   - Cuocere le polpette a 180°C per circa 12-15 minuti, girandole a metà cottura, fino a quando saranno ben dorati e croccanti.

Apporto calorico: Circa 170 kcal per porzione, considerando le quantità degli ingredienti e la cottura nella friggitrice ad aria.

Vantaggi:

- **Nutritive e bilanciate:** Le polpette di zucchine e ricotta combinano la leggerezza delle zucchine con la cremosità della ricotta, offrendo una buona dose di proteine grazie alla ricotta e fibre dalle zucchine.

- **Adatte a una dieta equilibrata:** Con un basso contenuto di grassi, le polpette sono un'ottima scelta per chi cerca un pasto nutriente ma leggero, ideale per chi segue una dieta equilibrata.

- **Versatilità e gusto:** Il parmigiano grattugiato aggiunge un sapore ricco e il pangrattato aiuta a mantenere la consistenza delle polpette durante la cottura, rendendole croccanti all'esterno e morbide all'interno.

Queste polpette di zucchine e ricotta sono perfette come secondo piatto o anche come contorno leggero, ideali per accompagnare insalate fresche o semplicemente da gustare da sole. La cottura nella friggitrice ad aria assicura una consistenza croccante senza l'eccesso di olio delle fritture tradizionali, mantenendo così un piatto leggero ma pieno di gusto

---

8. Patatine Dolci Croccanti

Componenti e tipo: Contorno

Ingredienti:

- 2 patate dolci
- 1 cucchiaio di olio d'oliva
- Paprika dolce
- Sale e pepe q.b.

Preparazione:

1. **Preparazione delle patate dolci:**

   - Preriscaldare la friggitrice ad aria a 200°C.
   - Lavare accuratamente le patate dolci e pelarle, se desiderato. Tagliarle a bastoncini di dimensioni uniformi.

2. **Condimento delle patatine:**

   - In una ciotola grande, mescolare i bastoncini di patate dolci con olio d'oliva, paprika dolce, sale e pepe. Assicurarsi che le patatine siano ben ricoperte con il condimento.

3. **Cottura:**

- Disporre le patatine dolci condite nel cestello della friggitrice ad aria, distribuendole in uno strato singolo per una cottura uniforme.
- Cuocere le patatine dolci a 200°C per circa 15-20 minuti, mescolando a metà cottura per garantire che diventino croccanti su tutti i lati.

Apporto calorico: Circa 160 kcal per porzione, considerando le quantità degli ingredienti e la cottura nella friggitrice ad aria.

Vantaggi:

- **Salute e benessere:** Le patatine dolci sono una scelta salutare rispetto alle patatine fritte tradizionali, poiché sono ricche di fibre, vitamine (come la vitamina A e la vitamina C) e minerali essenziali come il potassio.

- **Ridotto contenuto di grassi:** La cottura nella friggitrice ad aria riduce l'uso di olio rispetto alla frittura tradizionale, mantenendo comunque un risultato croccante e saporito.

- **Versatilità e gusto:** La paprika dolce aggiunge un tocco leggermente affumicato e aromatico alle patatine dolci, rendendole un accompagnamento gustoso per vari piatti principali.

Queste patatine dolci croccanti sono ideali per chi cerca un contorno leggero ma gustoso, perfetto per accompagnare una vasta gamma di piatti, dai pasti principali alle insalate, fornendo al contempo una buona dose di nutrienti essenziali.

9. Peperoni Ripieni di Quinoa

Componenti e tipo: Secondo piatto

Ingredienti:

- 4 peperoni
- 200g di quinoa
- 1 cipolla
- 1 zucchina
- 1 carota
- 2 cucchiai di olio d'oliva
- Sale e pepe q.b.
- Erbe aromatiche a piacere (thymo, origano)

Preparazione:

1. **Preparazione della quinoa:**

   - Cuocere la quinoa seguendo le istruzioni riportate sulla confezione, di solito con un rapporto di 1 parte di quinoa e 2 parti di acqua. Portare ad ebollizione, ridurre il calore, coprire e lasciar cuocere a fuoco lento per circa 15-20 minuti o fino a quando l'acqua viene assorbita e la quinoa è tenera. Lasciar raffreddare leggermente.

2. **Preparazione delle verdure:**

   - Tagliare la cipolla, la zucchina e la carota a dadini.
   - In una padella, scaldare l'olio d'oliva e soffriggere la cipolla, la zucchina e la carota fino a quando diventano tenere. Aggiustare di sale e pepe secondo il gusto personale.

- Aggiungere erbe aromatiche come timo e origano (o altre erbe a piacere) per arricchire il sapore delle verdure.

3. **Composizione del ripieno:**

- Mescolare la quinoa cotta con le verdure soffritte. Assicurarsi che il ripieno sia ben amalgamato e saporito.

4. **Preparazione dei peperoni:**

- Tagliare la parte superiore dei peperoni e rimuovere i semi e i filamenti interni.
- Riempire i peperoni con il mix di quinoa e verdure, premendo delicatamente per far entrare il ripieno in ogni angolo del peperone.

5. **Cottura:**

- Pre-riscaldare la friggitrice ad aria a 180°C.
- Disporre i peperoni ripieni nel cestello della friggitrice ad aria, assicurandosi che siano stabili e non si ribaltino durante la cottura.
- Cuocere i peperoni ripieni per circa 20-25 minuti, o fino a quando i peperoni sono teneri e il ripieno è riscaldato uniformemente.

Apporto calorico: Circa 250 kcal per porzione, considerando le quantità degli ingredienti e la modalità di cottura nella friggitrice ad aria.

Vantaggi:

- **Equilibrato e nutriente:** Questo piatto offre una combinazione completa di proteine vegetali dalla quinoa, fibre dalle verdure e grassi sani dall'olio d'oliva, rendendolo ideale per un pasto sano ed equilibrato.

- **Ricco di nutrienti:** I peperoni sono una fonte eccellente di vitamina C e altre vitamine essenziali, mentre la quinoa contribuisce con proteine di alta qualità e minerali come il ferro e il magnesio.

- **Sapore e versatilità:** Il ripieno di quinoa e verdure può essere personalizzato con le proprie erbe preferite e può essere servito come piatto principale o come contorno, rendendolo adatto a diverse occasioni.

Questo piatto non solo soddisfa il palato ma offre anche una buona dose di nutrienti essenziali, rendendolo una scelta salutare e gustosa per i pasti principali.

---

10. Pollo al Limone e Rosmarino

Componenti e tipo: Secondo piatto

Ingredienti:

- 2 petti di pollo
- Succo di 1 limone
- 2 cucchiai di olio d'oliva
- Rosmarino fresco
- Sale e pepe q.b.

Preparazione:

1. **Marinatura del pollo:**

- In una ciotola, mescolare insieme il succo di limone, l'olio d'oliva, foglioline di rosmarino fresco tritate, sale e pepe.
- Porre i petti di pollo in questa marinata, assicurandosi che siano ben coperti da tutti i lati.
- Coprire la ciotola e lasciar marinare in frigorifero per almeno 30 minuti, o anche più a lungo se possibile, per permettere ai sapori di amalgamarsi.

2. **Preparazione e cottura:**

- Preriscaldare la friggitrice ad aria a 180°C.
- Disporre i petti di pollo marinati nel cestello della friggitrice ad aria.
- Cuocere il pollo per circa 15-18 minuti, girandolo a metà cottura per garantire una cottura uniforme su entrambi i lati. Il tempo di cottura può variare leggermente a seconda della dimensione e spessore dei petti di pollo.

3. **Servire:**

- Una volta che il pollo è completamente cotto e ha raggiunto una doratura uniforme, è pronto per essere servito.
- Tagliare il pollo a fette prima di servire, se lo si desidera, e accompagnarlo con verdure grigliate, un'insalata fresca o riso integrale.

Apporto calorico: Circa 200 kcal per porzione, considerando le quantità degli ingredienti e la modalità di cottura nella friggitrice ad aria.

Vantaggi:

- **Semplicità e gusto:** Questo piatto è caratterizzato da una marinatura semplice ma efficace, che conferisce al pollo un sapore fresco di limone e aroma di rosmarino.

- **Bassa calorie:** Con soli circa 200 kcal per porzione, il pollo al limone e rosmarino è una scelta leggera ma soddisfacente, adatta a chi segue una dieta controllata.

- **Nutritivo:** Il pollo è una fonte eccellente di proteine magre, mentre il limone e il rosmarino aggiungono un tocco di freschezza e nutrienti al piatto.

Questa ricetta è perfetta per chi cerca un secondo piatto semplice da preparare, ma che non rinuncia al gusto e alla salute. La cottura nella friggitrice ad aria mantiene il pollo morbido all'interno e croccante all'esterno, senza l'aggiunta di olio in eccesso.

---

11. Frittata di Verdure mediterranee

Componenti e tipo: Secondo piatto

Ingredienti:

- 4 uova
- 1 zucchina, tagliata a dadini
- 1 peperone rosso, tagliato a dadini
- 1 cipolla, tagliata a dadini
- 50g di spinaci freschi, tritati grossolanamente
- 2 cucchiai di olio d'oliva extravergine

- Sale e pepe q.b.
- Origano fresco, tritato

Preparazione:

1. Tagliare la zucchina, il peperone e la cipolla a dadini.

2. In una ciotola capiente, sbattere le uova con un pizzico di sale, pepe e origano fresco tritato.

3. Aggiungere le verdure tagliate (zucchina, peperone, cipolla) e gli spinaci tritati alle uova sbattute. Mescolare bene per distribuire uniformemente le verdure.

4. Preriscaldare la friggitrice ad aria a 180°C.

5. Versare il composto di uova e verdure in una teglia adatta alla friggitrice ad aria, precedentemente unta con un filo d'olio d'oliva.

6. Livellare la superficie con un cucchiaio per assicurare una cottura uniforme.

7. Cuocere la frittata a 180°C per circa 15-18 minuti, o fino a quando sarà ben cotta e dorata sulla superficie. Durante la cottura, è consigliabile controllare periodicamente per adattare il tempo in base alla potenza della friggitrice ad aria e alla consistenza desiderata della frittata.

8. Una volta cotta, estrarre la frittata dalla friggitrice ad aria e lasciarla raffreddare leggermente prima di tagliarla in porzioni.

9. Servire la Frittata di Verdure Mediterranee calda o fredda, a seconda delle preferenze, magari accompagnata da una fresca insalata di contorno.

Apporto calorico: La Frittata di Verdure Mediterranee preparata con questa ricetta ha un apporto calorico approssimativo di circa 150-200 kcal per porzione, considerando gli ingredienti utilizzati e la cottura con la friggitrice ad aria.

Vantaggi: Questa Frittata di Verdure Mediterranee offre diversi vantaggi:

- **Ricchezza di verdure:** Con zucchine, peperoni, cipolle e spinaci freschi, la frittata è ricca di fibre, vitamine e minerali essenziali per una dieta equilibrata.

- **Fonte di proteine:** Le uova forniranno una buona dose di proteine necessarie per il sostentamento.

- **Cottura leggera:** La friggitrice ad aria consente di ottenere una frittata dorata e croccante con un uso ridotto di olio, rendendola una scelta più leggera rispetto alla tradizionale frittura in padella.

Questa Frittata di Verdure Mediterranee è un piatto versatile e nutriente, perfetto per un pasto completo e bilanciato in ogni momento della giornata.

---

12. Polpette di Tonno e Ceci

Componenti e tipo: Secondo piatto

Ingredienti:

- 200g di tonno in scatola sgocciolato

- 200g di ceci cotti
- 1 uovo
- 50g di pangrattato
- Succo di 1 limone
- Prezzemolo tritato
- Sale e pepe q.b.

Preparazione:

1. **Preparazione dell'impasto:**

   - In un frullatore, ridurre i ceci cotti in purea fino a ottenere una consistenza liscia e omogenea.
   - In una ciotola capiente, mescolare la purea di ceci con il tonno sgocciolato, l'uovo, il pangrattato, il succo di limone, il prezzemolo tritato, il sale e il pepe. Assicurarsi che tutti gli ingredienti siano ben incorporati.

2. **Formazione delle polpette:**

   - Prendere delle porzioni di impasto e formare delle polpette rotonde, del diametro di circa 4-5 cm. Assicurarsi che siano compatte e uniformi per una cottura omogenea.

3. **Cottura nella friggitrice ad aria:**

   - Pre-riscaldare la friggitrice ad aria a 180°C.
   - Disporre le polpette nel cestello della friggitrice ad aria in un singolo strato, assicurandosi di non sovrapporle per permettere una cottura uniforme.

4. **Cottura:**

- Cuocere le polpette di tonno e ceci nella friggitrice ad aria per 12-15 minuti, o fino a quando saranno dorate e croccanti all'esterno.

5. **Servizio:**

  - Una volta cotte, le polpette possono essere servite calde, magari accompagnate da una salsa leggera o un contorno di verdure fresche.

Apporto calorico: Circa 220 kcal per porzione, considerando le quantità degli ingredienti e la modalità di cottura nella friggitrice ad aria.

Vantaggi: Queste Polpette di Tonno e Ceci offrono diversi vantaggi:

- **Ricchezza proteica:** Grazie al tonno e ai ceci, sono ricche di proteine di alta qualità, essenziali per il mantenimento dei muscoli e per un pasto saziante.

- **Fibre e nutrienti:** I ceci aggiungono fibre, che contribuiscono alla salute digestiva e al controllo del peso.

- **Leggerezza:** Cotte nella friggitrice ad aria, sono meno caloriche rispetto alle versioni fritte e più salutari.

- **Sapore e consistenza:** Il succo di limone e il prezzemolo aggiungono freschezza e aroma alle polpette, rendendole gustose e appetitose.

Queste polpette sono perfette per chi cerca un secondo piatto leggero ma nutriente, ideale anche per essere incluse in una dieta bilanciata

---

13. Focaccine di Ceci

Componenti e tipo: Contorno

Ingredienti:

- 200g di farina di ceci
- 200ml di acqua
- 1 cucchiaio di olio d'oliva
- Rosmarino fresco
- Sale q.b.

Preparazione:

1. **Preparazione dell'impasto:**

   - In una ciotola, mescolare la farina di ceci con l'acqua, l'olio d'oliva e il sale, fino a ottenere un impasto omogeneo e privo di grumi.
   - Lasciar riposare l'impasto per circa 30 minuti a temperatura ambiente.

2. **Cottura nella friggitrice ad aria:**

   - Pre-riscaldare la friggitrice ad aria a 200°C.
   - Versare l'impasto in piccole porzioni sulla teglia della friggitrice ad aria, formando delle focaccine di circa 7-8 cm di diametro.
   - Distribuire qualche ago di rosmarino fresco sulla superficie delle focaccine.

3. **Cottura:**

- Cuocere le focaccine nella friggitrice ad aria per 10-12 minuti, o fino a quando sono ben dorate e croccanti.

4. **Servizio:**

- Una volta cotte, le focaccine di ceci possono essere servite calde o a temperatura ambiente.
- Sono ideali come contorno proteico e senza glutine da accompagnare a piatti di carne, pesce o verdure.

Apporto calorico: Circa 150 kcal per porzione, considerando le quantità degli ingredienti e la modalità di cottura nella friggitrice ad aria.

Vantaggi: Le Focaccine di Ceci offrono diversi vantaggi:

- **Ricchezza proteica:** Grazie alla farina di ceci, sono ricche di proteine vegetali, ideali per integrare la dieta con un'opzione senza carne.

- **Senza glutine:** Essendo fatte con farina di ceci, sono adatte anche per chi segue una dieta senza glutine.

- **Semplicità di preparazione:** La preparazione è veloce e semplice, con pochi ingredienti e senza l'uso di lievitazione.

- **Sapore e texture:** Le focaccine risultano croccanti all'esterno e morbide all'interno, arricchite dal profumo del rosmarino fresco.

Questo contorno è perfetto per chi cerca un'alternativa leggera e salutare al pane tradizionale, con un gusto distintivo e nutriente.

----

14. Pesce Spada alla Siciliana

Componenti e tipo: Secondo piatto

Ingredienti:

- 2 tranci di pesce spada
- 1 pomodoro maturo
- 1 cipolla
- 2 cucchiai di olio d'oliva
- Capperi q.b.
- Olive nere q.b.
- Sale e pepe q.b.

Preparazione:

1. **Preparazione del condimento:**

   - Tagliare il pomodoro a dadini e tritare finemente la cipolla.
   - In una padella, riscaldare 1 cucchiaio di olio d'oliva e soffriggere la cipolla finché diventa traslucida.
   - Aggiungere i pomodorini tagliati a dadini, i capperi e le olive nere. Cuocere a fuoco medio per circa 5-7 minuti, finché i pomodorini si sfaldano leggermente e il condimento si amalgama. Aggiustare di sale e pepe secondo il gusto personale.

2. **Preparazione del pesce spada:**

- Condire i tranci di pesce spada con il restante olio d'oliva, sale e pepe su entrambi i lati.

3. **Cottura nella friggitrice ad aria:**

   - Pre-riscaldare la friggitrice ad aria a 180°C.
   - Disporre i tranci di pesce spada nel cestello della friggitrice ad aria e cuocere per 10-12 minuti, o fino a quando il pesce è ben cotto e ha raggiunto una consistenza tenera.

4. **Servizio:**

   - Disporre i tranci di pesce spada su piatti da portata individuali.
   - Versare abbondantemente il condimento preparato sulla parte superiore del pesce spada.
   - Servire immediatamente, magari accompagnato da contorni come verdure grigliate o insalata mista.

Apporto calorico: Circa 250 kcal per porzione, considerando le quantità degli ingredienti e la modalità di cottura nella friggitrice ad aria.

Vantaggi: Il Pesce Spada alla Siciliana offre numerosi vantaggi:

- **Sapore mediterraneo:** Grazie ai pomodori freschi, cipolla, capperi e olive nere, il piatto è ricco di sapori tipici della cucina siciliana.

- **Leggerezza e nutrizione:** Il pesce spada è una fonte eccellente di proteine magre e omega-3, mentre il condimento a base di verdure e olio d'oliva aggiunge nutrienti essenziali senza aggiungere eccesso di calorie.

- **Facilità di preparazione:** La cottura nella friggitrice ad aria rende il piatto più leggero e salutare rispetto alle versioni tradizionalmente fritte.

- **Estetica del piatto:** Il Pesce Spada alla Siciliana si presenta con un aspetto invitante e colorato, perfetto per essere servito in occasioni speciali o per un pasto gourmet a casa.

Questo piatto è ideale per chi cerca un secondo piatto gustoso, leggero e salutare, perfetto per essere gustato tutto l'anno.

----

15. Pomodori Ripieni di Riso

Componenti e tipo: Primo piatto

Ingredienti:

- 4 pomodori grandi
- 200g di riso
- 1 cipolla
- 2 cucchiai di olio d'oliva
- Basilico fresco
- Sale e pepe, q.b.

Preparazione:

1. **Preparazione del riso:**

   - Cuocere il riso in acqua bollente salata seguendo le istruzioni sulla confezione.

- Una volta cotto, scolare il riso e lasciarlo raffreddare completamente.

2. **Preparazione dei pomodori:**

- Tagliare la parte superiore dei pomodori (che fungerà da cappello) e svuotarli delicatamente con un cucchiaino, rimuovendo i semi e la polpa interna senza danneggiare la struttura esterna.
- Salare leggermente l'interno dei pomodori svuotati e lasciarli capovolti su un piatto per far perdere un po' di umidità.

3. **Preparazione del ripieno:**

- Tritare finemente la cipolla e il basilico fresco.
- In una ciotola, mescolare il riso raffreddato con la cipolla tritata, il basilico fresco, sale, pepe e olio d'oliva. Assicurarsi che gli ingredienti siano ben incorporati.

4. **Riempimento e cottura:**

- Pre-riscaldare la friggitrice ad aria a 180°C.
- Riempire generosamente ciascun pomodoro con il ripieno di riso preparato.
- Disporre i pomodori ripieni nel cestello della friggitrice ad aria, facendo attenzione a posizionarli in modo che non si ribaltino durante la cottura.
- Cuocere i pomodori ripieni a 180°C per 15-20 minuti, fino a quando la superficie dei pomodori è leggermente dorata e i pomodori stessi sono diventati morbidi.

Apporto calorico: Circa 220 kcal per porzione, considerando le quantità degli ingredienti e la modalità di cottura nella friggitrice ad aria.

Vantaggi: I Pomodori Ripieni di Riso offrono diversi vantaggi:

- **Leggerezza:** Sono un primo piatto leggero e ricco di sapori estivi grazie alla freschezza dei pomodori e al basilico.

- **Equilibrio nutrizionale:** Il riso fornisce carboidrati, mentre i pomodori sono ricchi di vitamine e antiossidanti. L'aggiunta di olio d'oliva apporta grassi sani.

- **Semplicità di preparazione:** La cottura nella friggitrice ad aria rende il piatto più leggero rispetto alle versioni tradizionali al forno o fritte, senza compromettere il sapore o la consistenza.

- **Presentazione appetitosa:** I pomodori ripieni sono un piatto visivamente invitante, perfetto per essere servito come primo piatto in occasioni speciali o durante i pasti estivi.

Questi Pomodori Ripieni di Riso sono ideali per chi cerca un piatto fresco, leggero e gustoso, perfetto per le giornate calde estive.

---

16. Pane Pita Fatto in Casa

Componenti e tipo: Pane

Ingredienti:

- 300g di farina integrale
- 1 bustina (7g) di lievito di birra secco
- 1 cucchiaino di zucchero
- 1 cucchiaino di sale
- 200ml di acqua tiepida
- 2 cucchiai di olio d'oliva

Preparazione:

1. In una ciotola piccola, sciogliere il lievito e lo zucchero nell'acqua tiepida. Lasciare riposare per circa 10 minuti, finché il lievito non diventa attivo e inizia a formare delle bolle.

2. In una ciotola capiente, mescolare la farina integrale con il sale.

3. Aggiungere il mix di acqua, lievito e zucchero alla farina insieme all'olio d'oliva. Mescolare con un cucchiaio o una spatola fino a incorporare gli ingredienti.

4. Trasferire l'impasto su una superficie infarinata e impastare energicamente per circa 5-7 minuti, fino a ottenere un impasto liscio ed elastico. Aggiungere un po' di farina se l'impasto risulta troppo appiccicoso.

5. Ungere leggermente una ciotola con olio d'oliva e mettere l'impasto dentro. Coprire con un canovaccio umido e lasciar lievitare in un luogo caldo per circa 1-2 ore, o fino a quando l'impasto raddoppia di volume.

6. Una volta lievitato, dividere l'impasto in piccole palline (circa 8-10, a seconda delle dimensioni desiderate delle pite) e stenderle con un matterello su una superficie leggermente infarinata fino a formare dischi sottili di circa 15-20 cm di diametro.

7. Preriscaldare la friggitrice ad aria a 200°C.

8. Disporre uno o due dischi di pane pita nella friggitrice ad aria, assicurandosi di non sovrapporli, e cuocere per circa 5-6 minuti, o finché diventano gonfi e dorati.

9. Una volta cotti, estrarre i pani pita dalla friggitrice ad aria e ripetere il processo con i restanti dischi.

10. Servire i pani pita caldi, magari accompagnati da hummus, tzatziki, verdure fresche o come preferito.

Apporto calorico: Il pane pita fatto in casa ha un apporto calorico approssimativo di circa 150-200 kcal per pita, considerando l'uso moderato di olio d'oliva e gli altri ingredienti utilizzati.

Vantaggi: Il Pane Pita Fatto in Casa offre diversi vantaggi:

- **Salute:** Rispetto al pane pita confezionato, quello fatto in casa è privo di conservanti e additivi, garantendo un prodotto più salutare e naturale.

- **Controllo degli ingredienti:** Preparare il pane pita in casa consente di controllare esattamente gli ingredienti utilizzati, scegliendo farine integrali e olio d'oliva di qualità.

- **Sapore fresco:** Il pane pita fatto in casa ha un sapore fresco e autentico, ideale per essere consumato da solo o accompagnato da diverse salse e contorni.

Questo Pane Pita Fatto in Casa è perfetto per chi ama il pane fresco e vuole gustare un prodotto genuino e fatto in casa, ideale per accompagnare molti piatti della cucina mediterranea e non solo

----

17. Anelli di Cipolla Croccanti

Componenti e tipo: Antipasto

Ingredienti:

- 2 cipolle
- 1 uovo
- 50g di pangrattato
- 1 cucchiaio di farina di mais
- Sale e pepe, q.b.

Preparazione:

1. Preriscaldare la friggitrice ad aria a 200°C.

2. Tagliare le cipolle a fette e separare gli anelli.

3. Sbattere l'uovo in una ciotola.

4. In un'altra ciotola, mescolare il pangrattato, la farina di mais, il sale e il pepe.

5. Passare gli anelli di cipolla nell'uovo sbattuto, assicurandosi che siano completamente ricoperti.

6. Successivamente, passare gli anelli nell'impasto di pangrattato e farina di mais, premendo leggermente per far aderire bene il pangrattato.

7. Disporre gli anelli di cipolla nel cestello della friggitrice ad aria, assicurandosi di non sovrapporli troppo per garantire una cottura uniforme.

8. Cuocere gli anelli di cipolla nella friggitrice ad aria preriscaldata a 200°C per 10-12 minuti, girandoli a metà cottura, fino a quando non risultano dorati e croccanti.

9. Una volta cotti, servire gli anelli di cipolla caldi come antipasto croccante e saporito.

Apporto calorico: Circa 150 kcal per porzione, considerando le quantità degli ingredienti e la modalità di cottura nella friggitrice ad aria.

Vantaggi: Gli Anelli di Cipolla Croccanti offrono diversi vantaggi:

- **Croccantezza:** Sono croccanti grazie alla cottura nella friggitrice ad aria, senza l'eccesso di olio tipico delle versioni fritte.

- **Sapore:** Mantengono il sapore caratteristico della cipolla, arricchito dalla croccantezza del pangrattato.

- **Salute:** La cottura nella friggitrice ad aria riduce l'assunzione di grassi, rendendoli una scelta più leggera rispetto alle versioni fritte.

- **Facilità di preparazione:** Sono facili e veloci da preparare, ideali per un antipasto sfizioso e gustoso.

Questi anelli di cipolla croccanti sono perfetti da servire come antipasto prima di un pasto principale o come spuntino da condividere durante un aperitivo.

---

18. Pollo Croccante alla Senape e Miele

Componenti e tipo: Secondo piatto

Ingredienti:

- 4 petti di pollo
- 2 cucchiai di senape di Digione
- 2 cucchiai di miele
- Succo di mezzo limone
- 2 cucchiai di olio d'oliva extravergine
- Sale e pepe q.b.
- Pan grattato (circa 50g)
- Paprika dolce (facoltativa)
- Prezzemolo fresco tritato (per guarnire)

Preparazione:

1. In una ciotola, mescolare la senape di Digione con il miele e il succo di limone. Aggiungere sale, pepe e paprika dolce se desiderato. Questo sarà il marinato per il pollo.

2. Preriscaldare la friggitrice ad aria a 180°C.

3. Patire asciutto i petti di pollo con della carta assorbente e quindi spennellarli con il marinato preparato, assicurandosi di coprire bene tutti i lati del pollo.

4. In un piatto, mettere il pangrattato e quindi passare ogni petto di pollo nella pangrattato, premendo delicatamente per farlo aderire.

5. Disporre i petti di pollo nella cestello della friggitrice ad aria, assicurandosi che siano in una singola strato.

6. Cuocere il pollo a 180°C per circa 20-25 minuti, girandolo a metà cottura, fino a quando è dorato e croccante.

7. Una volta cotto, rimuovere il pollo dalla friggitrice ad aria e lasciarlo riposare per alcuni minuti.

8. Servire il Pollo Croccante alla Senape e Miele caldo, guarnito con prezzemolo fresco tritato.

Vantaggi: Questa ricetta di Pollo Croccante alla Senape e Miele preparata con la friggitrice ad aria offre diversi vantaggi:

- **Leggerezza**: La cottura con la friggitrice ad aria richiede meno olio rispetto alla frittura tradizionale, rendendo il piatto più leggero ma mantenendo la croccantezza desiderata.

- **Sapore**: La combinazione di senape di Digione e miele crea un contrasto dolce e piccante che rende il pollo gustoso e appetitoso.

- **Velocità di preparazione**: La friggitrice ad aria consente una cottura uniforme e rapida, riducendo il tempo di preparazione complessivo rispetto ai metodi tradizionali.

Questa ricetta di Pollo Croccante alla Senape e Miele è perfetta per una cena speciale o per un pasto gustoso e sano da condividere con famiglia e amici.

---

19. Zucchine Ripiene di Ricotta

Componenti e tipo: Secondo piatto

Ingredienti:

- 4 zucchine
- 200g di ricotta
- 50g di parmigiano grattugiato
- 1 uovo
- Sale e pepe q.b.
- Prezzemolo tritato

Preparazione:

1. Pre-riscaldare la friggitrice ad aria a 180°C.

2. Lavare bene le zucchine e tagliarle a metà per il lungo. Con un cucchiaino, svuotarle delicatamente lasciando circa mezzo centimetro di spessore sul bordo e sul fondo, in modo da ottenere delle "barchette".

3. In una ciotola capiente, mescolare insieme la polpa delle zucchine precedentemente estratta, la ricotta, il

parmigiano grattugiato, l'uovo, sale, pepe e prezzemolo tritato fino a ottenere un composto omogeneo.

4. Riempire generosamente le zucchine con il mix di ricotta preparato, distribuendolo uniformemente nelle barchette di zucchine.

5. Disporre le zucchine ripiene nella cestella della friggitrice ad aria, facendo attenzione a non sovrapporle e lasciando spazio tra di loro per una cottura uniforme.

6. Cuocere le zucchine ripiene nella friggitrice ad aria a 180°C per circa 15-20 minuti, o fino a quando sono ben cotte e dorati sulla superficie.

7. Una volta pronte, estrarre le zucchine ripiene dalla friggitrice ad aria con cautela e servirle calde.

Apporto calorico: Circa 180 kcal per porzione, considerando una zucchina ripiena.

Vantaggi:

Le Zucchine Ripiene di Ricotta preparate con la friggitrice ad aria offrono diversi vantaggi:

- **Leggerezza**: Rispetto alle zucchine ripiene tradizionalmente fritte in olio, questa versione utilizza una quantità ridotta di olio d'oliva nella friggitrice ad aria, rendendole più leggere e meno caloriche.

- **Conservazione dei nutrienti**: La cottura con la friggitrice ad aria permette di mantenere intatti i nutrienti delle zucchine e della ricotta, garantendo una preparazione sana senza compromettere il sapore.

- **Facilità di preparazione**: La friggitrice ad aria rende la preparazione delle zucchine ripiene rapida e semplice, riducendo il tempo di cottura e facilitando la pulizia della cucina.

Queste Zucchine Ripiene di Ricotta sono un secondo piatto gustoso e nutriente, ideale per un pasto leggero durante la stagione estiva, e si sposano perfettamente con contorni freschi o insalate verdi.

---

20. Frittelle di Melanzane

Componenti e tipo: Contorno

Ingredienti:

- 2 melanzane
- 1 uovo
- 50g di pangrattato
- 50g di parmigiano grattugiato
- Sale e pepe q.b.
- Olio d'oliva

Preparazione:

1. Tagliare le melanzane a fette di circa mezzo centimetro di spessore e cospargerle uniformemente con del sale grosso. Lasciare riposare le fette di melanzana per circa 20 minuti

su un tagliere inclinato, in modo che l'acqua in eccesso possa drenare.

2. Trascorso il tempo necessario, asciugare accuratamente le fette di melanzana con della carta assorbente per rimuovere il sale e l'umidità in eccesso.

3. In una ciotola, sbattere leggermente l'uovo con un pizzico di sale e pepe.

4. In un piatto fondo, mescolare insieme il pangrattato e il parmigiano grattugiato.

5. Passare ogni fetta di melanzana nell'uovo sbattuto, facendo attenzione a coprire bene entrambi i lati.

6. Successivamente, passare le fette di melanzana nella miscela di pangrattato e parmigiano, pressando leggermente con le mani per far aderire bene il pangrattato su entrambi i lati.

7. Pre-riscaldare la friggitrice ad aria a 200°C.

8. Disporre le frittelle di melanzane nella cestella della friggitrice ad aria in un singolo strato, facendo attenzione a non sovrapporle.

9. Cuocere le frittelle di melanzane a 200°C per circa 12-15 minuti, o fino a quando sono ben dorati e croccanti. Durante la cottura, è consigliabile girare le frittelle a metà cottura per garantire una doratura uniforme su entrambi i lati.

10.   Una volta pronte, trasferire le frittelle di melanzane su un piatto foderato con carta assorbente per eliminare eventuali eccessi di olio.

Apporto calorico: circa 160 kcal per porzione

Vantaggi:

Le Frittelle di Melanzane preparate con la friggitrice ad aria offrono numerosi vantaggi:

- **Leggerezza**: Rispetto alle frittelle tradizionali fritte in olio, quelle preparate con la friggitrice ad aria richiedono una quantità significativamente inferiore di olio d'oliva, rendendole più leggere e meno caloriche.
- **Croccantezza**: La friggitrice ad aria permette di ottenere una doratura croccante e uniforme su tutte le superfici delle frittelle di melanzane, senza bisogno di immergerle completamente nell'olio.
- **Semplicità e praticità**: La preparazione delle frittelle di melanzane con la friggitrice ad aria è rapida e semplice, riducendo il tempo di cottura e facilitando la pulizia rispetto ai metodi tradizionali di frittura.

Queste frittelle di melanzane sono un contorno delizioso e salutare, perfetto da servire caldo come accompagnamento a piatti principali o come antipasto.

---

21. Gamberi alla Griglia con Limone e Erbe

Componenti e tipo: Secondo piatto

Ingredienti:

- 400g di gamberi freschi, sgusciati e puliti
- Succo di 1 limone
- 2 cucchiai di olio d'oliva extravergine
- 2 spicchi d'aglio, tritati finemente
- Erbe fresche (es. prezzemolo, timo, rosmarino), tritate
- Sale e pepe q.b.

Preparazione:

1. In una ciotola grande, mescolare insieme il succo di limone, l'olio d'oliva, l'aglio tritato, le erbe fresche, il sale e il pepe.

2. Aggiungere i gamberi alla marinata preparata e mescolare bene per assicurarsi che siano completamente ricoperti.

3. Preriscaldare la friggitrice ad aria a 200°C.

4. Disporre i gamberi marinati nella cestello della friggitrice ad aria in un singolo strato.

5. Cuocere i gamberi a 200°C per circa 6-8 minuti, girandoli a metà cottura, fino a quando sono rosa e completamente cotti.

6. Una volta cotti, servire i Gamberi alla Griglia con Limone e Erbe caldi, guarniti con qualche erbetta fresca.

L'apporto calorico per i Gamberi alla Griglia con Limone e Erbe cucinati con la friggitrice ad aria può essere approssimativamente di circa 325 kcal per 100 grammi di gamberi.

Vantaggi: Questa ricetta di Gamberi alla Griglia con Limone e Erbe preparata con la friggitrice ad aria offre diversi vantaggi:

- **Salute**: La cottura con la friggitrice ad aria richiede meno olio rispetto alla grigliatura tradizionale, mantenendo i gamberi leggeri e salutari.

- **Aroma**: L'uso di limone e erbe fresche conferisce ai gamberi un aroma mediterraneo fresco e vibrante.

Velocità di preparazione: La friggitrice ad aria garantisce una cottura rapida e uniforme dei gamberi, perfetta per una preparazione veloce e gustosa.

---

22. Polpette di Melanzane

Componenti e tipo: Secondo piatto

Ingredienti:

- 2 melanzane
- 1 uovo
- 50g di pangrattato
- 50g di parmigiano grattugiato
- 1 spicchio d'aglio
- Prezzemolo tritato
- Sale e pepe, q.b.

Preparazione:

1. Preriscaldare la friggitrice ad aria a 180°C.

2. Tagliare le melanzane a fette e cuocerle nella friggitrice ad aria a 180°C per circa 20 minuti, finché non risultano morbide e leggermente dorati.

3. Una volta cotte, schiacciare le melanzane in una ciotola per formare una purea.

4. Aggiungere all'impasto di melanzane l'uovo sbattuto, il pangrattato, il parmigiano grattugiato, l'aglio tritato, il prezzemolo tritato, il sale e il pepe. Mescolare bene fino a ottenere un composto omogeneo.

5. Con le mani umide, formare delle polpette di dimensioni uniformi e disporle nel cestello della friggitrice ad aria.

6. Cuocere le polpette nella friggitrice ad aria a 180°C per 12-15 minuti, girandole a metà cottura, fino a quando non risultano dorati e croccanti.

7. Servire le polpette calde come secondo piatto leggero e saporito.

Apporto calorico: Circa 170 kcal per porzione, considerando le quantità degli ingredienti e la modalità di cottura nella friggitrice ad aria.

Vantaggi: Le Polpette di Melanzane offrono diversi vantaggi:

- **Leggerezza e sapore:** Sono un piatto leggero e gustoso, perfetto per essere consumato anche durante i mesi estivi.

- **Ricco di fibre e nutrienti:** Le melanzane sono ricche di fibre e nutrienti essenziali per il benessere generale.

- **Senza frittura:** La cottura nella friggitrice ad aria consente di ridurre l'assunzione di grassi rispetto alla frittura tradizionale.

- **Semplicità e versatilità:** Facili da preparare e ideali come secondo piatto per accompagnare contorni freschi o insalate.

Queste polpette sono una deliziosa opzione vegetariana che soddisfa sia per il gusto che per la nutrizione, perfetta per chi cerca un'alternativa leggera ma gustosa per il proprio pasto.

---

23. Insalata di Gamberetti e Avocado

Componenti e tipo: Antipasto

Ingredienti:

- 300g di gamberetti sgusciati
- 1 avocado
- 1 pomodoro
- Succo di 1 lime
- 2 cucchiai di olio d'oliva
- Coriandolo fresco
- Sale e pepe, q.b.

Preparazione:

1. Preriscaldare la friggitrice ad aria a 180°C.

2. Distribuire i gamberetti sgusciati nel cestello della friggitrice ad aria e cuocerli per 8-10 minuti, finché non risultano dorati e cotti uniformemente.

3. Nel frattempo, tagliare l'avocado a cubetti e il pomodoro a dadini.

4. In una ciotola capiente, mescolare i gamberetti cotti con l'avocado, il pomodoro, il succo di lime, l'olio d'oliva, e il coriandolo fresco tritato. Aggiustare di sale e pepe secondo il proprio gusto.

5. Servire l'insalata fredda, così da mantenere la freschezza degli ingredienti.

Apporto calorico: Circa 200 kcal per porzione, considerando le quantità degli ingredienti e la modalità di cottura nella friggitrice ad aria.

Vantaggi: L'Insalata di Gamberetti e Avocado offre diversi vantaggi:

- **Nutriente e ricco di proteine:** Grazie ai gamberetti, questo antipasto è ricco di proteine di alta qualità, fondamentali per la dieta.

- **Ricco di grassi sani:** L'avocado contribuisce con grassi monoinsaturi benefici per la salute del cuore.

- **Leggero e fresco:** È un piatto leggero, perfetto per un antipasto estivo o come parte di un pasto più ampio.

- **Sapore fresco e aromatico:** Il succo di lime e il coriandolo fresco aggiungono un tocco di freschezza e aromaticità, rendendo l'insalata invitante e gustosa.

Questa insalata è ideale per chi cerca un piatto leggero ma nutriente, perfetto per iniziare un pasto con gusto e freschezza.

----

24. Pollo con Verdure al Curry

Componenti e tipo: Secondo piatto

Ingredienti:

- 2 petti di pollo
- 1 zucchina
- 1 carota
- 1 peperone
- 1 cipolla
- 2 cucchiai di olio d'oliva
- 1 cucchiaio di curry in polvere
- Sale e pepe, q.b.

Preparazione:

1. Tagliare i petti di pollo a pezzi di dimensioni uniformi, così come le verdure: zucchina, carota, peperone e cipolla.

2. In una ciotola capiente, marinare il pollo e le verdure con olio d'oliva, curry in polvere, sale e pepe. Mescolare bene per assicurarsi che tutti gli ingredienti siano uniformemente conditi. Lasciare marinare per almeno 30 minuti per permettere al curry di penetrare bene negli ingredienti.

3. Pre-riscaldare la friggitrice ad aria a 180°C.

4. Disporre il pollo e le verdure marinate nel cestello della friggitrice ad aria. Distribuirli in modo uniforme per garantire una cottura omogenea.

5. Cuocere il pollo e le verdure nella friggitrice ad aria per 15-18 minuti, mescolandoli a metà cottura per assicurarsi che cuociano uniformemente su tutti i lati.

6. Una volta completata la cottura, verificare che il pollo sia cotto attraverso (senza essere rosa all'interno) e che le verdure siano tenere ma croccanti.

7. Servire il Pollo con Verdure al Curry caldo, accompagnato magari di riso basmati o quinoa per completare il pasto.

Apporto calorico: Circa 220 kcal per porzione, considerando le quantità degli ingredienti e la modalità di cottura nella friggitrice ad aria.

Vantaggi: Il Pollo con Verdure al Curry presenta diversi vantaggi:

- **Ricco di sapori e spezie:** Grazie al curry, questo piatto è ricco di aromi intensi e speziati che lo rendono particolarmente gustoso.

- **Povero di calorie:** Con circa 220 kcal per porzione, è un piatto relativamente leggero ma ricco di nutrienti essenziali grazie alle verdure e al pollo.

- **Cottura salutare:** Utilizzando la friggitrice ad aria, si riduce l'uso di olio rispetto alla frittura tradizionale, mantenendo comunque la croccantezza e il sapore.

Questo piatto è ideale per chi desidera un pasto saporito, nutriente e leggero, perfetto per un pranzo o una cena equilibrata.

----

25. Falafel

Componenti e tipo: Antipasto

Ingredienti:

- 200g di ceci secchi, ammollati per una notte
- 1 cipolla
- 2 spicchi d'aglio
- 1 mazzetto di prezzemolo fresco
- 1 cucchiaino di cumino
- Sale e pepe, q.b.
- 1 cucchiaio di farina di ceci

Preparazione:

1. Ammollare i ceci secchi in acqua per una notte intera. Scolarli bene prima dell'utilizzo.

2. In un robot da cucina, frullare i ceci scolati insieme alla cipolla sbucciata, agli spicchi d'aglio, al prezzemolo fresco, al cumino, al sale, al pepe e alla farina di ceci. Continuare a frullare fino a ottenere un composto omogeneo e abbastanza denso da poter formare delle polpette.

3. Formare le polpette con le mani, dando loro una forma rotonda e compatta.

4. Pre-riscaldare la friggitrice ad aria a 180°C.

5. Disporre i falafel nel cestello della friggitrice ad aria, assicurandosi di non sovrapporli troppo per permettere una cottura uniforme.

6. Cuocere i falafel per 12-15 minuti, girandoli a metà cottura per garantire una doratura uniforme su tutti i lati.

7. Una volta dorati e croccanti, rimuovere i falafel dalla friggitrice ad aria e lasciarli raffreddare leggermente prima di servirli.

Apporto calorico: I falafel hanno un apporto calorico approssimativo di circa 180 kcal per porzione, considerando gli ingredienti e le quantità indicate nella ricetta.

Vantaggi: I Falafel offrono diversi vantaggi:

- **Ricchi di proteine e fibre:** Grazie ai ceci, i falafel sono una buona fonte di proteine vegetali e fibre, essenziali per un pasto nutriente.

- **Leggeri e senza grassi aggiunti:** Cucinati nella friggitrice ad aria, i falafel risultano croccanti e gustosi senza l'eccesso di grassi tipico della frittura tradizionale.

- **Sapore autentico e versatile:** Perfetti da servire come antipasto o come piatto principale in un panino o in un piatto con contorni mediterranei.

I Falafel sono un'ottima scelta per chi cerca un'alternativa sana e gustosa, ideale per un pasto leggero e bilanciato.

----

26. Insalata di Rucola, Pere e Noci

Componenti e tipo: Antipasto/Primo piatto

Ingredienti:

- 100g di rucola fresca
- 2 pere mature, tagliate a fette sottili
- 50g di noci, leggermente tostate e spezzettate
- 50g di parmigiano a scaglie
- 2 cucchiai di olio d'oliva extravergine
- Succo di 1 limone
- Sale e pepe, q.b.

Preparazione:

1. Preparare gli ingredienti: lavare e asciugare la rucola, tagliare le pere a fette sottili, tostare leggermente le noci se non sono già tostate e spezzettarle, e preparare le scaglie di parmigiano.

2. In una grande ciotola da insalata, mescolare delicatamente la rucola con le fette di pere, le noci spezzettate e le scaglie di parmigiano.

3. Condire l'insalata con olio d'oliva extravergine e succo di limone fresco. Aggiustare di sale e pepe secondo il proprio gusto.

4. Mescolare bene tutti gli ingredienti in modo che siano uniformemente conditi.

5. Servire l'insalata fresca, garantendo di distribuire uniformemente gli ingredienti su ogni porzione.

Apporto calorico: L'Insalata di Rucola, Pere e Noci ha un apporto calorico approssimativo di circa 200 kcal per porzione, considerando gli ingredienti e le quantità indicate nella ricetta.

Vantaggi: Questo antipasto offre diversi vantaggi:

- **Fresco e leggero:** Grazie alla combinazione di rucola croccante, dolci fette di pere e il contrasto delle noci tostate e del parmigiano, l'insalata è leggera e rinfrescante.

- **Ricco di nutrienti:** La rucola è ricca di vitamine e minerali, le pere apportano fibra e dolcezza naturale, mentre le noci sono una buona fonte di grassi salutari.

- **Semplice e veloce da preparare:** La preparazione dell'insalata richiede pochi minuti e non necessita di cottura, mantenendo intatti i nutrienti degli ingredienti freschi.

Questa Insalata di Rucola, Pere e Noci è perfetta da servire come antipasto leggero e gustoso, ideale per iniziare un pasto estivo in modo sano e appetitoso.

---

27. Tortino di Patate e Zucchine

Componenti e tipo: Contorno

Ingredienti:

- 2 patate medie
- 2 zucchine medie
- 1 uovo
- 50g di parmigiano grattugiato
- 50g di pangrattato
- Sale e pepe, q.b.

* Olio d'oliva, per ungere la teglia

Preparazione:

1. Grattugiare finemente le patate e le zucchine utilizzando una grattugia a fori grossi. Poi, strizzarle bene con le mani o con un canovaccio per rimuovere l'eccesso di acqua.

2. In una ciotola grande, mescolare le patate e le zucchine grattugiate con l'uovo sbattuto, il parmigiano grattugiato, il pangrattato, il sale e il pepe. Assicurarsi che tutti gli ingredienti siano ben amalgamati.

3. Ungere leggermente una teglia adatta alla friggitrice ad aria con un po' di olio d'oliva.

4. Versare il composto di patate e zucchine nella teglia preparata, livellandolo con il dorso di un cucchiaio.

5. Preriscaldare la friggitrice ad aria a 180°C.

6. Cuocere il Tortino di Patate e Zucchine nella friggitrice ad aria per circa 20 minuti, o fino a quando sarà ben dorato e croccante sulla superficie.

7. Una volta cotto, sfornare il tortino e lasciarlo raffreddare leggermente prima di servirlo.

Apporto calorico: Il Tortino di Patate e Zucchine ha un apporto calorico approssimativo di circa 180 kcal per porzione, considerando l'uso moderato di olio d'oliva e gli ingredienti utilizzati.

Vantaggi: Questo contorno offre diversi vantaggi:

* **Sapore saporito e leggero:** Grazie al mix di patate e zucchine, arricchito dal parmigiano grattugiato, il tortino ha un sapore ricco e gradevole.

- **Ricchezza di fibre:** Le zucchine e le patate sono ricche di fibre, che favoriscono la digestione e forniscono una sensazione di sazietà.

- **Preparazione semplice:** La cottura nella friggitrice ad aria rende il tortino croccante senza l'uso eccessivo di olio, mantenendo il piatto leggero e salutare.

Questo Tortino di Patate e Zucchine è un'ottima scelta per arricchire il tuo pasto con un contorno gustoso e bilanciato, perfetto per accompagnare carni, pesce o anche da gustare da solo come piatto principale leggero.

---

28. Polpette di Quinoa e Verdure

Componenti e tipo: Antipasto/Secondo piatto

Ingredienti:

- 200g di quinoa
- 1 carota, grattugiata
- 1 zucchina, grattugiata
- 1 cipolla, tritata finemente
- 50g di parmigiano grattugiato
- 1 uovo, sbattuto
- 2 cucchiai di pangrattato
- Sale e pepe q.b.
- Prezzemolo fresco tritato
- Olio d'oliva (per spennellare le polpette)

Preparazione:

1. Cuocere la quinoa seguendo le istruzioni sulla confezione. Una volta cotta, lasciarla raffreddare completamente.

2. Grattugiare finemente la carota e la zucchina, e tritare la cipolla.

3. In una ciotola grande, mescolare la quinoa cotta con la carota grattugiata, la zucchina grattugiata, la cipolla tritata, il parmigiano grattugiato, l'uovo sbattuto, il pangrattato, il sale, il pepe e il prezzemolo fresco tritato. Il composto deve essere ben amalgamato e consistente per poter formare le polpette.

4. Con le mani umide, formare delle polpette di dimensioni uniformi con il composto preparato.

5. Preriscaldare la friggitrice ad aria a 180°C.

6. Spennellare leggermente le polpette con un po' di olio d'oliva su tutti i lati.

7. Disporre le polpette nella cestello della friggitrice ad aria in un singolo strato, assicurandosi che non siano sovrapposte.

8. Cuocere le polpette a 180°C per circa 12-15 minuti, girandole a metà cottura, fino a quando sono dorate e croccanti.

9. Una volta cotte, servire le Polpette di Quinoa e Verdure calde, accompagnate da una salsa allo yogurt e menta fresca.

Apporto calorico: Le Polpette di Quinoa e Verdure preparate con questa ricetta hanno un apporto calorico approssimativo di circa

250-300 kcal per porzione, considerando l'uso moderato di olio d'oliva per la cottura e gli altri ingredienti utilizzati.

Vantaggi: Queste Polpette di Quinoa e Verdure offrono diversi vantaggi:

- **Ricchezza nutrizionale**: La quinoa è una fonte eccellente di proteine complete, mentre le verdure aggiungono fibre, vitamine e minerali essenziali. Il parmigiano grattugiato contribuisce con un sapore ricco e aggiunge calcio.

- **Leggerezza**: La cottura con la friggitrice ad aria richiede meno olio rispetto alla frittura tradizionale, rendendo le polpette più leggere ma mantenendo la croccantezza desiderata.

- **Semplicità e praticità**: La preparazione delle polpette con la friggitrice ad aria è veloce e pulita, ideale per un antipasto o secondo piatto nutriente e gustoso.

Queste Polpette di Quinoa e Verdure sono una scelta perfetta per chi cerca un'opzione vegetariana sana e appetitosa, adatta a essere servita in diverse occasioni.

----

29. Involtini di Peperoni Grigliati

Componenti e tipo: Antipasto

Ingredienti:

- 2 peperoni (uno rosso e uno giallo)

- 100g di formaggio caprino
- 1 cucchiaio di capperi, sciacquati e sgocciolati
- 1 cucchiaio di olio d'oliva extravergine
- Prezzemolo fresco tritato, q.b.
- Sale e pepe, q.b.

Preparazione:

1. Tagliare i peperoni a metà e rimuovere i semi e i filamenti interni. Tagliare quindi ogni peperone in quarti.

2. Preriscaldare la friggitrice ad aria a 200°C.

3. Disporre i peperoni sulla griglia della friggitrice ad aria e cuocerli per 10-12 minuti, girandoli a metà cottura, fino a quando saranno teneri e leggermente grigliati.

4. Una volta cotti, lasciar raffreddare leggermente i peperoni, poi farcirli con il formaggio caprino, distribuendo anche i capperi e il prezzemolo tritato su ogni pezzo.

5. Arrotolare delicatamente ciascun pezzo di peperone farcito e, se necessario, fissarlo con uno stuzzicadenti per mantenerlo chiuso.

6. Servire gli Involtini di Peperoni Grigliati freddi o a temperatura ambiente come antipasto leggero e gustoso.

Apporto calorico: Gli Involtini di Peperoni Grigliati hanno un apporto calorico approssimativo di circa 120 kcal per porzione, considerando l'uso moderato di olio d'oliva e il formaggio caprino.

Vantaggi: Questo antipasto offre diversi vantaggi:

- **Basso contenuto calorico:** Con soli circa 120 kcal per porzione, è un'opzione leggera ideale per iniziare un pasto senza appesantire.

- **Ricchezza di vitamine:** I peperoni sono ricchi di vitamine A e C, essenziali per il sistema immunitario e la salute della pelle.

- **Sapore mediterraneo:** Il formaggio caprino e i capperi aggiungono un sapore intenso e caratteristico, tipico della cucina mediterranea.

Questi Involtini di Peperoni Grigliati sono perfetti per un antipasto estivo, colorato e ricco di sapori freschi, ideale da gustare in compagnia o come parte di un buffet leggero e salutare.

---

30. Pollo alla Mediterranea

Componenti e tipo: Secondo piatto

Ingredienti:

- 2 petti di pollo, tagliati a fette sottili
- 10 pomodorini ciliegia, tagliati a metà
- 1 cipolla rossa, tagliata a fette
- 2 cucchiai di olive nere, snocciolate e tagliate a rondelle
- 1 cucchiaio di capperi, sciacquati
- 2 cucchiai di olio d'oliva extravergine
- Origano secco, q.b.

- Sale e pepe, q.b.

Preparazione:

1. Tagliare il petto di pollo a fette sottili e metterlo in una ciotola.

2. Aggiungere alla ciotola la cipolla tagliata a fette, i pomodorini ciliegia tagliati a metà, le olive nere a rondelle e i capperi sciacquati.

3. Condire il tutto con olio d'oliva extravergine, origano secco, sale e pepe. Mescolare bene in modo che il pollo e le verdure siano uniformemente conditi.

4. Preriscaldare la friggitrice ad aria a 180°C.

5. Disporre il pollo e le verdure condite nel cestello della friggitrice ad aria, assicurandosi che siano distribuiti in uno strato uniforme.

6. Cuocere a 180°C per 15-18 minuti, mescolando a metà cottura per garantire una cottura uniforme. Il pollo dovrebbe risultare ben cotto e le verdure tenere.

7. Una volta cotti, estrarre il pollo e le verdure dalla friggitrice ad aria.

8. Servire il Pollo alla Mediterranea caldo, accompagnato da un'insalata fresca condita con limone o del riso integrale per completare il pasto.

Apporto calorico: Il Pollo alla Mediterranea preparato con questa ricetta ha un apporto calorico approssimativo di circa 220 kcal per porzione, considerando l'uso moderato di olio d'oliva e gli ingredienti utilizzati.

Vantaggi: Il Pollo alla Mediterranea offre diversi vantaggi:

- **Ricchezza proteica:** Grazie al pollo, è una fonte importante di proteine magre, essenziali per la dieta quotidiana.

- **Sapore mediterraneo:** Le olive nere, i capperi e i pomodorini ciliegia conferiscono al piatto un sapore fresco e caratteristico della cucina mediterranea.

- **Leggerezza:** La cottura con la friggitrice ad aria richiede meno olio rispetto alla frittura tradizionale, rendendo il piatto più leggero senza compromettere il gusto.

Questo Pollo alla Mediterranea è un'ottima scelta per chi cerca un secondo piatto gustoso, leggero e nutriente, perfetto per una cena equilibrata con un tocco di sole e mare.

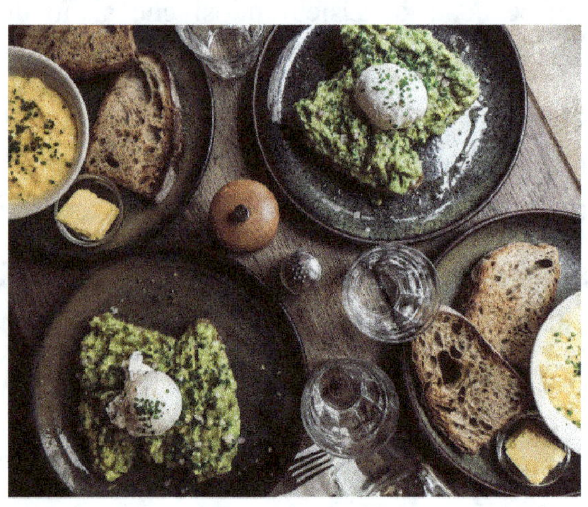

RICETTE EXTRA

A1. Polpo alla Griglia con Patate e Olive

Componenti e tipo: Secondo piatto

Ingredienti:

- 500g di tentacoli di polpo precotti
- 300g di patate novelle
- 100g di olive nere denocciolate
- 2 cucchiai di olio d'oliva
- Succo di 1 limone
- 1 spicchio d'aglio tritato
- 1 cucchiaino di paprika affumicata
- Sale e pepe q.b.
- Prezzemolo fresco tritato

Preparazione:

1. **Preparazione delle Patate:**

   - Tagliare le patate novelle a metà. Se le patate sono più grandi, tagliarle in quarti.
   - In una ciotola, mescolare le patate con 1 cucchiaio di olio d'oliva, sale e pepe fino a che non sono ben ricoperte.
   - Pre-riscaldare la friggitrice ad aria a 200°C.
   - Disporre le patate nel cestello della friggitrice ad aria in uno strato uniforme.
   - Cuocere le patate per 15-20 minuti, mescolando a metà cottura, fino a doratura e croccantezza.

2. **Preparazione del Polpo:**

- Mentre le patate cuociono, preparare il polpo. In una ciotola grande, mescolare i tentacoli di polpo precotti con 1 cucchiaio di olio d'oliva, il succo di limone, l'aglio tritato, la paprika, il sale e il pepe.
- Assicurarsi che il polpo sia ben ricoperto dalla marinata.

3. **Cottura del Polpo**:

- Quando le patate sono quasi cotte (a circa 5 minuti dalla fine del tempo di cottura), aggiungere i tentacoli di polpo nella friggitrice ad aria.
- Cuocere il polpo per 5-7 minuti, fino a che non sia ben dorato e leggermente croccante all'esterno.

4. **Composizione del Piatto**:

- Una volta che il polpo e le patate sono pronti, disporli su un piatto da portata.
- Aggiungere le olive nere denocciolate distribuite uniformemente.
- Guarnire con prezzemolo fresco tritato.
- Servire immediatamente, magari con una spolverata extra di paprika e una spruzzata di succo di limone se desiderato.

Apporto calorico:

- **Totale per la ricetta**: Circa 1200 kcal

  - Polpo (500g): circa 700 kcal
  - Patate novelle (300g): circa 240 kcal
  - Olio d'oliva (2 cucchiai): circa 240 kcal
  - Olive nere (100g): circa 120 kcal
  - Altri ingredienti (limone, aglio, paprika, prezzemolo): trascurabile

- **Per porzione (4 porzioni)**: Circa 300 kcal

Vantaggi: Questo piatto di mare è un'ottima combinazione di sapori e texture. Il polpo, tenero e leggermente croccante, si abbina perfettamente con le patate dorate e le olive saporite. La friggitrice ad aria permette di ottenere un risultato gustoso con meno olio, rendendo questo piatto una scelta leggera e sana, ideale per un pasto equilibrato.

A2. Pesce al Cartoccio

Componenti e tipo: Secondo piatto

Ingredienti:

- 2 filetti di pesce bianco (ad esempio orata o branzino)
- 1 limone
- 1 cipolla rossa, tagliata a rondelle sottili
- 10 pomodorini ciliegia, tagliati a metà
- Olive nere, circa 10 pezzi
- Capperi, circa 1 cucchiaio
- 2 cucchiai di olio d'oliva extravergine
- Erbe aromatiche fresche (es. thimo, rosmarino, prezzemolo)
- Sale e pepe q.b.

Preparazione:

1. Preriscaldare la friggitrice ad aria a 180°C.

2. Tagliare il limone a fette sottili.

3. Disporre due fogli di carta forno su una superficie piana.

4. Posizionare un filetto di pesce su ciascun foglio di carta forno e condire con sale, pepe e un filo di olio d'oliva extravergine.

5. Distribuire uniformemente sul pesce le rondelle di cipolla, i pomodorini tagliati a metà, le olive nere e i capperi. Aggiungere qualche rametto di erbe aromatiche fresche.

6. Coprire ogni filetto di pesce con le fette di limone.

7. Chiudere i cartocci formando dei pacchetti ben sigillati. Assicurarsi che siano chiusi accuratamente per evitare la fuoriuscita di vapori durante la cottura.

8. Disporre i cartocci nel cestello della friggitrice ad aria.

9. Cuocere i cartocci a 180°C per circa 15-18 minuti, o fino a quando il pesce è cotto e le verdure sono morbide.

10. Una volta pronti, servire i cartocci direttamente in tavola, aprendoli davanti agli ospiti per un effetto scenografico.

Apporto calorico: Il pesce al cartoccio preparato con questa ricetta avrà un apporto calorico approssimativo di circa 250-300 kcal per porzione, considerando i filetti di pesce bianco e gli ingredienti aggiuntivi come olio d'oliva e verdure.

Vantaggi: Il Pesce al Cartoccio cucinato con la friggitrice ad aria offre diversi vantaggi:

- **Leggerezza**: Rispetto alla cottura tradizionale in forno, cuocere il pesce al cartoccio con la friggitrice ad aria richiede meno olio, mantenendo il piatto leggero e salutare.

- **Sapore intenso**: La cottura al cartoccio permette al pesce di cuocersi nel proprio succo e nei sapori delle verdure e delle erbe aromatiche, rendendo il piatto saporito e aromatico.

- **Conservazione delle proprietà nutritive**: La cottura delicata e uniforme della friggitrice ad aria aiuta a mantenere intatte le proprietà nutritive del pesce e delle verdure, garantendo un pasto sano e bilanciato.

Questo Pesce al Cartoccio è ideale per chi cerca un piatto leggero ma ricco di sapori mediterranei, perfetto da servire in occasioni speciali o per una cena gustosa e salutare.

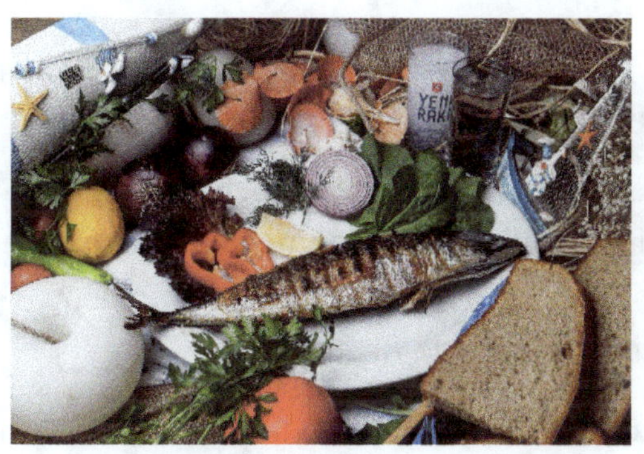

Conclusioni

Riflessioni sulla cucina con la friggitrice ad aria

La friggitrice ad aria si è dimostrata un alleato prezioso nella preparazione di piatti salutari e gustosi, permettendoci di ridurre l'uso di oli e grassi senza compromettere il sapore e la consistenza dei cibi. La sua versatilità si presta perfettamente alla cucina mediterranea, caratterizzata dall'uso di ingredienti freschi e naturali.

Attraverso questo libretto, abbiamo esplorato una varietà di ricette estive e leggere, dimostrando che è possibile mantenere una dieta equilibrata e saporita anche con metodi di cottura alternativi. La friggitrice ad aria ci ha permesso di sperimentare nuovi sapori e combinazioni, rendendo la preparazione dei pasti più semplice e veloce.

Suggerimenti per varianti delle ricette

La cucina è un'arte dinamica e personalizzabile, e le ricette presenti in questo libretto possono essere adattate secondo i gusti personali e la disponibilità degli ingredienti. Ecco alcuni suggerimenti per variare le ricette:

- **Bruschette Mediterranee**: Prova a usare diversi tipi di pane, come il pane integrale o senza glutine. Aggiungi ingredienti extra come olive taggiasche o acciughe.
- **Pollo alla Mediterranea**: Sostituisci il pollo con il tacchino o con tofu per una versione vegetariana. Aggiungi altre verdure come peperoni o funghi.
- **Insalata di Quinoa con Verdure**: Vari i tipi di verdure utilizzate in base alla stagione, come asparagi in primavera

o zucca in autunno. Aggiungi frutta secca come noci o mandorle per una croccantezza extra.

- **Polpette di Quinoa e Verdure**: Cambia le verdure secondo le tue preferenze e aggiungi spezie diverse, come il cumino o il coriandolo, per un tocco esotico.
- **Pesce al Cartoccio**: Sperimenta con diversi tipi di pesce, come il salmone o la trota. Aggiungi spezie e erbe aromatiche come il dragoncello o l'aneto.

L'importante è divertirsi in cucina e non avere paura di sperimentare!

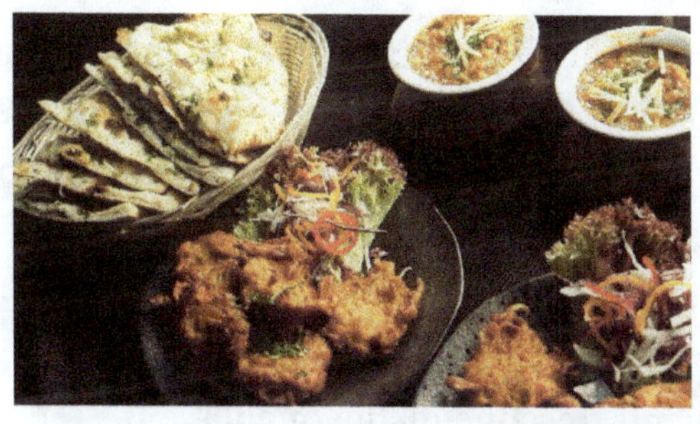

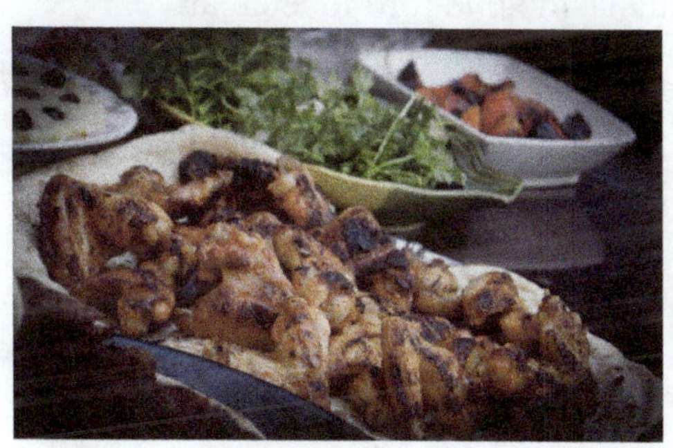

Ringraziamenti

Vorrei esprimere la mia sincera gratitudine a tutte le persone che hanno contribuito alla realizzazione di questo libretto di ricette.

Un grazie speciale va:

- Ai miei familiari e amici, che hanno assaggiato e criticato costruttivamente ogni piatto, offrendo suggerimenti preziosi.
- Al mio team di supporto, che ha aiutato nella ricerca e nella preparazione delle ricette; da far presente che le immagini scelte ed illustrate sono indicative e non rispecchiano perfettamente i prodotti citati vista la loro varietà.
- Ai fornitori locali e ai mercati contadini, che forniscono ingredienti freschi e di alta qualità.
- A tutti i lettori e appassionati di cucina che ispirano con il loro entusiasmo e le loro idee creative.

Spero che queste ricette ti portino gioia e ispirazione nella tua cucina, e che la friggitrice ad aria diventi sempre più un alleato prezioso nelle tue preparazioni quotidiane.

Sommario

5. Contorni

6. Pane e Pizze

7. Conclusioni

- Riflessioni sulla cucina con la friggitrice ad aria.

- Suggerimenti per varianti delle ricette.

8. Ringraziamenti.

9. Elenco delle Ricette.

1. Insalata di Pollo alla Mediterranea

2. Verdure Grigliate Miste

3. Gamberetti al Limone e Aglio

4. Melanzane alla Parmigiana Leggera

5. Calamari Croccanti

6. Bruschette con Pomodoro e Basilico

7. Polpette di Zucchine e Ricotta

8. Patatine Dolci Croccanti

9. Peperoni Ripieni di Quinoa

10. Pollo al Limone e Rosmarino

11. Frittata di Verdure

12. Polpette di Tonno e Ceci

13. Focaccine di Ceci

14. Pesce Spada alla Siciliana

15. Pomodori Ripieni di Riso

16. Pane Pita fatto in casa

17. Anelli di Cipolla Croccanti

18. Pollo Croccante alla Senape e Miele

19. Zucchine Ripiene di Ricotta

20. Frittelle di Melanzane

21. Gamberi alla griglia con limone ed erbe

22. Polpette di Melanzane

23. Insalata di Gamberetti e Avocado

24. Pollo con Verdure al Curry

25. Falafel

26. Insalata di Rucola, Pere e Noci

27. Tortino di Patate e Zucchine

28. Polpette di Quinoa e Verdure

29. Involtini di Peperoni Grigliati

30. Pollo alla Mediterranea

RICETTE EXTRA

1. Polpo alla Griglia con Patate e Olive

2. Pesce al Cartoccio

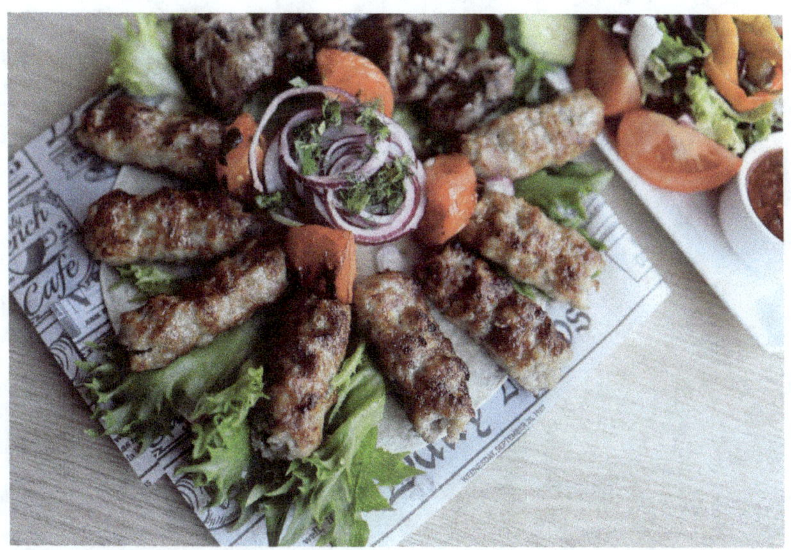

www.ingramcontent.com/pod-product-compliance
Lightning Source LLC
Chambersburg PA
CBHW050830250726
48653CB00006B/2525